AF468440

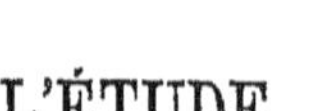

CONTRIBUTION A L'ÉTUDE

DE

L'ARTÉRITE SYPHILITIQUE

ANÉVRYSMES SYPHILITIQUES MULTIPLES DE L'AORTE THORACIQUE ET ABDOMINALE.

MORT SUBITE PAR L'OUVERTURE DANS LE PÉRITOINE DE L'ANÉVRYSME ABDOMINAL.

PAR MM.

E. BARBERET,

Médecin principal,
Officier de la Légion d'honneur,
Médecin en chef des Salles militaires de l'Hôtel-Dieu,
Membre titulaire de l'Académie des Sciences, Lettres et Arts de Clermont
Vice-Président de la Société de médecine,
Membre adjoint du Conseil d'Hygiène et de la Commission météorologique
du département du Puy-de-Dôme.

CHOUET,

Médecin aide-major de 1re classe,
Membre de la Société de médecine de Clermont.

PARIS,

LIBRAIRIE DE LA MÉDECINE, DE LA CHIRURGIE ET DE LA PHARMACIE MILITAIRES

VICTOR ROZIER, ÉDITEUR,

26, Rue Saint-Guillaume, 26.

Près le boulevard St-Germain.

1879

CONTRIBUTION A L'ÉTUDE

DE

L'ARTÉRITE SYPHILITIQUE

ANÉVRYSMES SYPHILITIQUES MULTIPLES DE L'AORTE THORACIQUE ET ABDOMINALE.

MORT SUBITE PAR L'OUVERTURE DANS LE PÉRITOINE DE L'ANÉVRYSME ABDOMINAL.

PAR MM.

E. BARBERET,

Médecin principal,
Officier de la Légion d'honneur,
Médecin en chef des Salles militaires de l'Hôtel-Dieu,
Membre titulaire de l'Académie des Sciences, Lettres et Arts de Clermont
Vice-Président de la Société de médecine,
Membre adjoint du Conseil d'Hygiène et de la Commission météorologique du département du Puy-de-Dôme.

CHOUET,

Médecin aide-major de 1re classe,
Membre de la Société de médecine de Clermont.

PARIS,

LIBRAIRIE DE LA MÉDECINE, DE LA CHIRURGIE ET DE LA PHARMACIE MILITAIRES

VICTOR ROZIER, ÉDITEUR,

26, RUE SAINT-GUILLAUME, 26.

Près le boulevard St-Germain.

1879

Imprimerie de J. Dumaine, rue Christine, 2.

CONTRIBUTION A L'ÉTUDE

DE

L'ARTÉRITE SYPHILITIQUE

Bien que l'on trouve épars dans la science des faits nombreux dans lesquels les lésions artérielles coïncidaient avec la syphilis, l'histoire de l'artérite syphilitique est encore loin d'être établie sur des données positives. C'est à peine si, dans son récent traité d'*Anatomie pathologique*, M. Laboulbène lui consacre quelques lignes, disant que ce sujet exige de nouvelles recherches. Nous croyons cependant, d'après un certain nombre d'observations et d'autopsies récentes que nous avons relevées en différents journaux et traités spéciaux, et aussi d'après le fait suivi d'autopsie dont nous allons rapporter l'histoire, nous croyons, disons-nous, que l'on peut arriver à formuler quelques conclusions touchant la syphilis artérielle.

Voici d'abord notre observation :

M. M..., né, en Provence, en 1832, était d'un tempérament nerveux Il avait présenté comme antécédents morbides, nous a-t-il dit, une pleurésie double en 1846, une fièvre typhoïde grave en 1848. Entré dans l'armée en 1860, il était, l'année suivante, atteint d'un chancre infectant, suivi immédiatement d'accidents secondaires, tenaces et de longue durée avec anémie consécutive.

En 1867, sa santé s'étant un peu rétablie, il allait en Cochinchine où il ne s'acclimatait que difficilement. Du reste, deux mois après son arrivée il passait trente jours à l'hôpital pour de nouveaux accidents syphilitiques cutanés et ganglionnaires. L'année suivante, en 1868, une anémie lente, mais progressive et des accidents tertiaires, périostose et gomme de la jambe droite, le ramenaient à l'hôpital. Son état était grave : durant quinze jours il fut atteint de vomissements à jeun et après les repas ; la nourriture, lorsqu'elle était tolérée, ne l'était qu'à petites doses et à l'état liquide. En même temps apparaissaient le long de la colonne vertébrale, au dos et aux jambes, des douleurs intenses continues, plus accentuées la nuit. C'est sans doute là le début de la maladie artérielle. Le traitement spécifique arriva à calmer ces douleurs et à améliorer l'état général. M. M... se hâtait de rentrer en France. Pendant toute l'année 1869 il fut fort gêné par une dyspepsie flatulente s'accompagnant parfois de douleurs intermittentes dans les hypocondres. Il ne pouvait plus mener une vie active et passait même une vingtaine de jours à l'hôpital.

Jusqu'en 1874 il n'y a pas d'accidents à signaler, autres que la persistance de l'anémie et de la dyspepsie flatulente. A cette époque, M. M... va faire une saison à Vichy, mais il dut renoncer aux eaux qui aggravaient la dyspepsie et l'état névropathique qui n'avait pas tardé à s'y joindre. Durant les années suivantes ces troubles vont graduellement en s'accentuant, mais sans produire de phénomènes aigus. Malgré cet état, M. M.. n'en continuait pas moins à se livrer aux plaisirs vénériens. En mars 1877, les troubles gastriques s'accentuent; il survient des vomissements fréquents, l'alimentation est très difficile, le malade maigrit et s'affaiblit de jour en jour.

Les douleurs de la colonne vertébrale reparaissent, et il s'y joint des douleurs en ceinture à la base de la poitrine. Ces crises douloureuses, qui duraient de cinq à huit jours d'une façon continue, se sont reproduites depuis régulièrement tous les deux ou trois mois.

A partir de cette époque, aussi, l'œdème qui existait par intermittence aux extrémités inférieures est devenu constant, les pieds et les jambes étaient toujours froids, sans faire éprouver cependant aucune sensation de froid.

En octobre 1877 apparurent, nous dit le malade, des battements épigastriques qui se calmaient par le repos au lit, mais provoquaient une sensation très désagréable et parfois de la dyspnée. Plus tard ces battements devenaient continus et occupaient une vaste étendue à l'épigastre; ils étaient surtout apparents après les repas.

En avril 1878, après une période de répit survient une nouvelle crise douloureuse ; l'état est des plus grave. M. M... reste ainsi pendant trois semaines, il part ensuite pour Paris et entre à l'hôpital du Val-de-Grâce dans le service de M. le professeur Vallin. Il avait été traité jusqu'alors pour une dyspepsie gastralgique compliqué de nervosisme et de syphilis. M Vallin ne tardait pas à reconnaître la vraie maladie qui consistait, selon lui, en un anévrysme de l'aorte avec endartérite athéromateuse d'origine syphilitique. M. M... était donc soumis à l'iodure de potassium à fortes doses (mai et juin). L'état général paraissant s'être un peu amélioré, il allait passer deux mois en congé. Rentré à Clermont le 10 octobre, il traînait jusqu'au 19 sans pouvoir reprendre son service et entrait enfin à l'hôpital où nous l'avons examiné.

Dernière période de la maladie. — L'état d'émaciation est extrême. La face et le cou présentent une teinte bronzée de la peau avec de la cyanose que l'on observe aussi aux mains et aux pieds; les extrémités inférieures sont, en outre, le siège d'un œdème persistant. Les veines sous-cutanées abdominales et thoraciques sont flexueuses et bien apparentes à travers la peau.

Il existe un état névropathique des plus prononcés : un peu de bruit agace M. M... et il ressent fortement la moindre émotion. Les extrémités sont le siège de fourmillements intermittents. Le sommeil est troublé par des cauchemars et aussi par des douleurs lombaires et en ceinture à la base de la poitrine.

La voix est rauque et voilée, mais M. M... nous dit que ce phénomène existe depuis longtemps. Une dyspnée à peu près constante rend toute conversation suivie impossible. Depuis quelques jours il survient des crises de hoquet, soit à la suite d'une conversation, soit à la suite de l'ingestion d'aliments ou de boissons. La toux et l'expectoration sont rares, les crachats sont grisâtres et légèrement striés de sang. Il existe bien de la matité dans les deux gouttières vertébrales, mais nous ne trouvons pas dans la poitrine de signes physiques bien accentués autres que ceux se rapportant à l'appareil circulatoire et que nous mentionnerons plus loin.

L'alimentation est très difficile : le malade ne peut tolérer que des aliments semi-liquides ou liquides et encore chaque bouchée introduite dans l'estomac provoque-t-elle des éructations, quelquefois même une crise de hoquet.

Le ventre, constamment météorisé, est douloureux à la pression surtout au creux épigastrique et dans l'hypocondre gauche. Les selles sont rares et toujours liquides. Le foie et la rate ne paraissent pas hypertrophiés.

Les urines, rares, foncées en couleur, sont fortement chargées d'urates et de phosphate ammoniaco-magnésien.

Système circulatoire. — Les phénomènes morbides étaient nombreux du côté du système circulatoire. Par eux l'anévrysme de l'aorte abdominale était rendu évident ; on avait même pensé à une dilatation généralisée de l'aorte, mais nous étions loin de nous attendre à trouver ces tumeurs anévrysmales multiples que l'autopsie a plus tard révélées.

On observait des battements apparents des carotides et des sous-clavières. Le cœur battait sur une vaste étendue de la paroi thoracique ; un mouvement ondulatoire se remarquait depuis la pointe, qui occupait à peu près sa place normale, jusque vers l'articulation chondro-sternale de la troisième côte gauche. A la palpation ces battements étaient peu intenses et allaient en décroissant de force par série de trois ou quatre, mais sans intermittences. Sur toute l'étendue de l'épigastre on voyait aussi des battements ; la palpation faisait sentir en ce point un frémissement rugueux, et ces battements étaient en retard sur ceux du cœur.

Le pouls était petit et avait, selon les circonstances, de 60 à 80 pulsations. Le pouls radial était en retard sur les battements du cœur, il battait à peu près en même temps que la tumeur pulsatile épigastrique, celle-ci étant cependant un peu en retard sur lui. Le pouls crural, plus petit que le pouls radial, battait longtemps après lui ; il était aussi en retard sur les battements épigastriques.

La palpation des différentes artères superficielles et profondes ne nous a jamais fait sentir d'induration athéromateuse.

A la percussion, la matité précordiale nous avait paru fort augmentée, elle remontait en haut jusque vers la poignée du sternum, mais l'autopsie nous démontra que cette matité n'était pas due à une hypertrophie du cœur ; elle résultait en haut de la dilatation de l'aorte ascendante et d'un anévrysme de la crosse.

La percussion à l'épigastre donnait aussi une certaine zone mate, que l'on pouvait difficilement délimiter à cause de la douleur provoquée et de l'examen rapide qu'il fallait faire pour ne pas éveiller l'attention du malade.

L'auscultation nous révélait des signes non moins importants pour le diagnostic. A la pointe du cœur un bruit de souffle doux au premier temps; les bruits étaient du reste peu intenses et allaient, comme les battements, en décroissant de force, par série de trois ou quatre contractions cardiaques. Il semblait que le cœur, épuisé par une première contraction, se reposait durant trois ou quatre contractions plus faibles pour reprendre ensuite la même force. C'est là un signe physique que nous avons généralement l'habitude de trouver dans les myocardites avec dégénérescence; nous ne sachions pas que ce symptôme ait encore été signalé. Vers la base, les deux bruits étaient un peu voilés, mais sans souffle; remontait-on un peu plus haut, vers la crosse de l'aorte, on entendait nettement un double bruit de souffle doux que nous rapportions à une dilatation, mais nullement à un anévrysme de ce vaisseau. Dans les carotides on trouvait également un double bruit de souffle, mais très faible.

Sur la tumeur épigastrique nous avons constaté à plusieurs reprises un double bruit de souffle râpeux s'entendant sur une vaste étendue; aux artères crurales existait un très léger bruit de souffle unique. Enfin, à la base de la poitrine, en arrière, de chaque côté et le long de la colonne vertébrale, nous entendions le même double bruit de souffle râpeux noté en avant au creux épigastrique.

En présence de ces nombreux troubles fonctionnels et signes physiques, le diagnostic porté par M. le professeur Vallin nous parut manifeste; nous avions donc affaire à un anévrysme abdominal de l'aorte avec dilatation générale de ce vaisseau.

La nature connue de la maladie et l'état général grave dans lequel se trouvait M. M... ne nous laissaient malheureusement aucun doute sur la terminaison fatale assez rapprochée. Nous nous bornâmes donc à un traitement purement palliatif, tel que lotions calmantes, cataplasmes opiacés, potions calmantes; on essaya de varier l'alimentation pour la faire tolérer : lait, bouillon, vins généreux en boissons et aussi en lavements.

Evolution ultérieure de la maladie. — 20 octobre. Environ quatre heures après avoir bu un peu de bouillon et de lait, le malade est pris subitement dans l'après-midi d'une crise douloureuse atroce qui le fait se plier en deux et se rouler en tous sens sur son lit. Les douleurs partent de la colonne vertébrale, contournent la base de la poitrine et l'abdomen qu'elles paraissent serrer comme dans un étau. Le ventre est très distendu par des gaz dont la sortie est des plus pénibles. Cette crise dure environ une heure. Dans la nuit il se produit un nouvel accès en tout semblable au premier.

Les jours suivants, ces crises aiguës ne se reproduisirent pas, mais le malade avait constamment des douleurs vers le creux épigastrique et l'hypocondre gauche, douleurs que la moindre pression augmentait d'une façon terrible. L'alimentation devenait de plus en plus impossible; chaque cuillerée absorbée provoquait une éructation, quelquefois même une crise de hoquet; les vomissements étaient fréquents. Enfin, le 28 octobre au matin, M. M..., assis sur son séant, venait d'absorber une cuillerée de bouillon tout en causant avec la garde-malade, lorsque, pris d'un accès de hoquet, sa figure pâlit; il s'affaissa : il était mort.

L'anévrysme abdominal s'était rompu : quelques instants après nous constations, en effet, en même temps que l'affaissement de la tumeur épigastrique, un épanchement abondant dans le péritoine.

Anatomie pathologique. — L'autopsie a dû être faite vite, presque clandestinement, aussi est-elle un peu incomplète. Une pièce anatomique, comprenant le cœur et l'aorte avec ses anévrysmes multiples, a été conservée, et, par les soins de M. le professeur Vallin, déposée au musée de Val-de-Grâce. N'oublions pas de remercier notre bon camarade le docteur Villiès, médecin aide-major, qui nous a prêté son concours pour la préparation de cette pièce et l'étude des lésions anatomiques qu'elle présentait.

A l'ouverture de la cavité abdominale, nous trouvâmes celle-ci remplie de sang caillé et liquide. Dans la région épigastrique, entre le pylore déjeté en haut et la tête du pancréas en bas, se voyait un orifice béant, de la grandeur d'une pièce de cinq francs en argent, duquel pendait encore un caillot sanguin, orifice divisé en deux par une bride dentelée à peu près médiane. Le doigt introduit dans cette cavité y trouvait une surface mamelonnée irrégulière et pénétrait au fond, par une ouverture rétrécie et à bords mousses dans le canal de l'aorte; cette cavité était du reste vide de sang.

Nous retrouvions donc bien là notre anévrysme épigastrique et l'orifice de rupture par lequel s'était faite l'hémorragie finale. Mais à notre grand étonnement ces lésions n'étaient pas uniques; il en existait de semblables sur l'aorte thoracique.

Le cœur nous a paru légèrement hypertrophié et graisseux. Quant à l'aorte, elle était dilatée d'une façon générale sur toute son étendue. A sa sortie du cœur, son diamètre était de 0m,04; puis venait une dilatation anévrysmale de la crosse, allant de l'origine du tronc brachio-céphalique au delà de l'artère sous-clavière gauche. Cette dilatation régulière, développée aux dépens des parois antérieure et supérieure du vaisseau, avait 0m,06 de long et autant de large. Sur sa face antérieure les nerfs pneumo-gastrique et récurrent laryngé gauches sont amincis et adhérents à la tumeur; du reste ils ont été conservés sur la pièce. Vers le milieu de son trajet et sur la paroi latérale gauche, fort amincie en ce point, l'aorte descendante thoracique présentait une petite dilatation qui n'était évidemment qu'un anévrysme en voie de formation. A deux centimètres au-dessous de cette ampoule et du même côté gauche se trouvait un premier anévrysme sacciforme siégeant dans le médiastin postérieur et reposant directement sur le diaphragme. Cette tumeur avait contracté de nombreuses adhérences avec les organes voisins. L'œsophage, qui passait sur elle en avant et à droite était bridé et rétréci, à ce niveau; du côté gauche et en avant existait un épanchement hémorragique enkysté ancien; enfin cette tumeur reposait en bas sur le diaphragme épaissi et dégénéré, faisant corps avec elle. Sa hauteur, parois comprises, était de 0m,09, la largeur de 0m,07, le diamètre antéro-postérieur de 0m,06. La surface interne en est mamelonnée, granuleuse, fort irrégulière surtout en avant où la paroi est très épaisse et formée de couches superposées. Une fenêtre ovale, nettement limitée par un bourrelet périphérique et n'occupant pas toute la hauteur de la poche, ainsi qu'on le voit sur les figures 1 et 2, Pl. III, établissait la communication entre celle-ci et l'aorte (V. Pl. I et II).

Le diaphragme, épais et dégénéré, adhérait, d'autre part, à la paroi supérieure de l'anévrysme épigastrique auquel il formait ainsi une sorte de ligament suspenseur.

Ce deuxième anévrysme sacciforme, qui avait été reconnu durant la vie, et à l'ouverture de la cavité abdominale, situé à environ 0m,05 du premier, siégeait au niveau du tronc cœliaque et de la mésentérique supérieure. Plus volumineux que le précédent et situé à gauche de l'aorte, il avait 0m,11 de long sur 0m,08 de large et 0m,07 d'épaisseur. Sa paroi antérieure, sauf au niveau du point où s'était produite la rupture, était formée de la paroi artérielle dégénérée et de fausses membranes superposées par lesquelles la tumeur adhérait fortement à l'estomac, au pylore et au pancréas en avant, au diaphragme en haut. C'est au point où ne se trouvaient pas d'organes pour renforcer cette paroi que s'était faite la rupture, c'est-à-dire entre le pylore et le pancréas écartés l'un de l'autre, ainsi que nous l'avons déjà dit. L'aspect intérieur de la tumeur, son orifice de communication avec l'aorte présentaient le même caractère que dans l'anévrysme sacciforme thoracique (V. Pl. I et II).

Le tronc cœliaque et la mésentérique supérieure débouchaient directement dans la poche anévrysmale; celle-ci à la partie inférieure, et quant au premier il était englobé dans l'épaisseur de la paroi jusqu'au point où il fournit ses branches terminales. Là, les artères hépatique et splénique devenaient libres; l'artère coronaire stomachique, fort rétrécie comme calibre, continuait à cheminer dans l'épaisseur de cette paroi sur une longueur de $0^{m},04$ environ.

Dans l'épaisseur de cette même paroi antérieure un examen minutieux, s'il eût été possible, aurait certainement fait découvrir plus ou moins altérés les ganglions semi-lunaires, le plexus solaire et les nombreux filets nerveux qui viennent normalement s'anastomoser audevant de l'aorte au niveau du tronc cœliaque. Immédiatement audessous de ce second anévrysme naissaient de l'aorte les deux artères rénales très dilatées à leur origine où elles présentaient l'aspect d'un entonnoir.

La colonne vertébrale, examinée sur son étendue, ne nous a pas présenté la moindre lésion extérieure, pas même de dépression au niveau des anévrysmes.

Le cœur, l'aorte et les diverses tumeurs anévrysmales étaient vides de sang; un seul caillot fibrineux, blanchâtre, datant de quelques jours, pendait de l'anévrysme thoracique dans l'aorte.

Autres organes. — D'anciennes adhérences pleurales fixaient les deux poumons à la paroi thoracique; ceux-ci étaient aussi le siège d'une bronchite chronique avec emphysème. Le foie, la rate et les reins étaient de petit volume et anémiés.

Réflexions. — I. *Point de vue clinique.* — 1° Nous voyons ainsi une lésion artérielle grave de l'aorte être longtemps méconnue, et jusqu'à une période assez avancée de sa maladie, M. M... être traité pour une dyspepsie flatulente avec état névropathique. Outre que ces troubles fonctionnels ont été pendant longtemps le symptôme dominant, il est fort difficile de reconnaître une artérite profonde et, au début, les anévrysmes auxquels celle-ci peut donner naissance. Les antécédents syphilitiques avaient bien attiré l'attention, mais un examen approfondi de ce malade, ayant certaines connaissances médicales, était sinon impossible, du moins des plus délicats. Toutefois, par une observation minutieuse, M. le professeur Vallin arrivait enfin à diagnostiquer l'affection, et plus tard, lorsque nous vîmes le malade, le doute n'était plus permis. L'autopsie a démontré que le diagnostic n'avait pas été complet. L'analyse de tous les symptômes aurait peut-être pu indiquer l'existence d'anévrysmes autres que celui qui avait été reconnu ; dans un cas analogue l'attention sera donc attirée sur ce point.

2° Quoi qu'il en soit, de la connaissance des différentes lésions anatomiques, ressort l'interprétation de certains phénomènes morbides que nous avons signalés dans le cours de la maladie.

La raucité de la voix, la dyspnée étaient dues sans doute à l'élongation, la compression, la paralysie plus ou moins complète des nerfs pneumo-gastrique et récurrent gauches. L'anévrysme thoracique en excitant le nerf phrénique contribuait peut-être à provoquer les crises de hoquet.

La dysphagie et les troubles gastro-intestinaux s'expliquent suffisamment par la compression avec rétrécissement de l'œsophage et du pylore, par l'excitation mécanique constante de l'estomac, enfin par les altérations des nerfs qui s'y distribuent. Quant aux crises douloureuses, revenant par accès, elles étaient, selon toute probabilité, le résultat soit de poussées inflammatoires autour des tumeurs, soit de déchirures de leurs parois comprenant des filets nerveux.

3° Au point de vue étiologique, deux causes nous paraissent avoir présidé au développement de cette affection : la syphilis et l'habitude qu'avait M. M... de se livrer avec une certaine ardeur aux plaisirs vénériens, habitude qu'il a conservée jusqu'à une période avancée de sa maladie.

II. *Point de vue anatomo-pathologique.*—L'observation, ainsi que la pièce anatomique que nous avions adressées à M. le professeur Vallin, ont été communiquées par lui à la Société médicale des hôpitaux (séance du 28 février 1879) et ont donné lieu à une discussion intéressante que nous croyons devoir résumer ici. Les anévrysmes syphilitiques seraient fréquents dans l'armée anglaise, dit M. Vallin, et un médecin anglais « sur 117 autopsies aurait trouvé 22 cas d'athérome des artères, sur lesquels 17 fois a pu être établie d'une façon certaine la relation de cause à effet, entre la syphilis et l'athérome. » D'après M. A. Fournier, on aurait depuis longtemps déjà signalé les anévrysmes coïncidant avec la syphilis. On a cité, en effet, des anévrysmes de la sous-clavière, de la crurale, de la basilaire et de l'artère sylvienne (Lancereaux) et du tronc basilaire (Blachez) etc. Lui-même, M. Fournier, a observé deux fois des anévrysmes de l'artère sylvienne, une autre fois de l'aorte. Quant à leur mode de production, dit-il, l'histologie a démontré que, dans ces cas, l'on avait affaire à une sclérose artérielle produisant des inégalités, par suite des rétrécissements dans le calibre des vaisseaux; les anévrysmes se formeraient en amont de ces rétrécissements. M. Cornil, dont la compétence est connue en pareille matière, a observé aussi les mêmes lésions anatomo-pathologiques.

Voici, du reste, le résultat de l'examen histologique fait par M. le docteur Kiener, professeur agrégé au Val-de-Grâce : « On voit, dit-il, qu'il s'agit dans cette pièce pathologique, d'une endartérite diffuse et nodulaire, accompagnée d'une dégénération athéromateuse de la tunique interne; la périartérite ne fait presque jamais défaut, mais les altérations qui en dépendent sont en général peu profondes. Quant à la tunique moyenne, elle ne subit que des altérations passives, l'usure par la compression ou la transformation fibreuse par extension des processus de l'endo- et de la péri-artérite.

« Les lésions athéromateuses sont telles qu'on les observe communément dans la vieillesse. Les lésions inflammatoires sont caractérisées par l'infiltration diffuse ou en foyers de cellules lymphoïdes, ou bien par la formation de nodules fibromateux. Nous n'avons trouvé, dans ces diverses altérations, aucun caractère spécifique pouvant être rapporté à une néoplasie syphilitique (1). »

Quant à nous, nous pensons qu'il s'agissait dans notre cas d'une artérite en plaques étendue à toute la longueur de l'aorte. Si l'artérite était diffuse à l'aorte ascendante et à

(1) Voir la présentation faite à la Société médicale des hôpitaux dans la séance du vendredi 28 février 1879, par M. le professeur Vallin, *in Union médicale*, nos 71, 72 et 73, année 1879.

la crosse, il n'en était pas de même dans ses portions thoracique et abdominale où cette artérite en plaques nous semble des plus nettes. Notons la disposition symétrique des différentes tumeurs anévrysmales, toutes placées du même côté latéral gauche de l'aorte. Nous retrouvons, en effet, les mêmes lésions anatomiques et la même symétrie dans une observation intéressante publiée récemment par M. Dujardin-Beaumetz, dans la *Gazette hebdomadaire* (V. n° 2, année 1879). A l'autopsie d'un malade syphilitique, ce savant praticien trouva un anévrysme sacciforme développé à l'aorte ascendante et sur la paroi latérale droite, c'est-à-dire, comme dans notre cas, sur la paroi du vaisseau la plus directement opposée à l'ondée sanguine. Cet anévrysme communiquait avec l'aorte par une fenêtre ovale entourée d'un bourrelet; près de la tumeur, existaient enfin dans l'aorte des plaques d'endo-artérite. Ces lésions, ainsi que leur étiologie, sont donc en tous points semblables aux nôtres, mais, M. Dujardin Beaumetz présente son fait à un autre point de vue : il s'occupe surtout de l'arrêt brusque de la circulation de la veine cave supérieure (par suite de la compression exercée par la tumeur) et de la mort subite qui en est résultée.

Est-il permis de tirer de ces deux faits une conclusion touchant la pathogénie des anévrismes consécutifs à l'artérite syphilitique. La plaque d'artérite a servi seule à la formation de l'anévrysme; il est vrai de dire que la portion originelle des gros vaisseaux collatéraux comprise dans cette plaque, ainsi qu'on le voit dans notre observation, a fourni

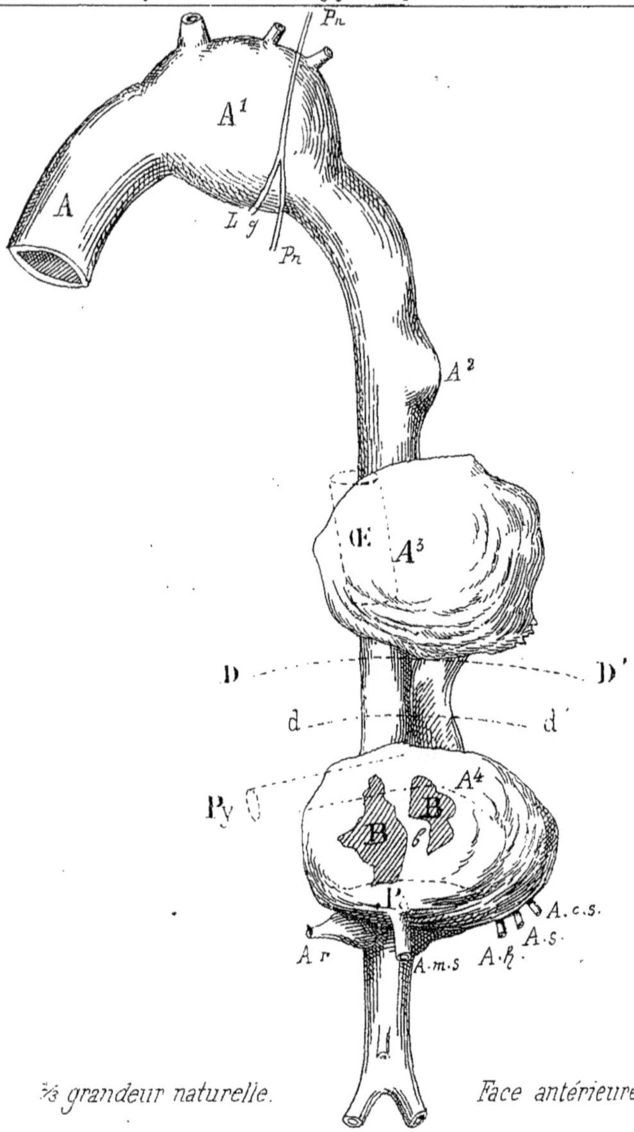

Pn

A¹

A

Lg

Pn

A²

Œ A³

D D'

d d'

A⁴

Py

B b B

Pa

A.c.s.

A.s.

A r A.m.s A.h.

⅔ grandeur naturelle. Face antérieure.

A. *Artère ascendante dilatée* _ A¹_ *Anévrysme de la crosse* A² *Ampoule anévrysmale.*
A³_*Anévrysme sacciforme thoracique*_A⁴_ *Anévrysme sacciforme épigastrique.*
B_ *Déchirure de l'anévrysme*_ b_ *bride médiane*_Ar_ *Artère rénale*_ Am.s_ *Artère mésentérique supérieure*_Ah_ *Artère hépatique*_Acs_ *Artère coronaire stomachique.*
Pn_*Nerf pneumo-gastrique gauche*_Lg_ *Nerf récurent Laryngée gauche.*
_ *Le pointillé indique la place des organes immédiatement en rapport avec les tumeurs anévrysmales*
Œ_ *L'Œsophage presque complètement englobé dans la paroi de l'anévrysme* A³ _
DD' *Limite supérieure du diaphragme au niveau des piliers*_ dd'_*Limite inférieure.*
Py_ *Pylore et partie du duodenum lui faisant suite, adhérents à l'anévrysme* A⁴
Pa_ *Pancréas aussi adhérent à la paroi de l'anévrysme* A⁴.

IMP. CAILLET RUE JACOB 45 PARIS. H. Barberet del.

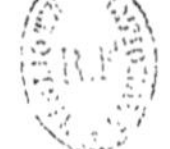

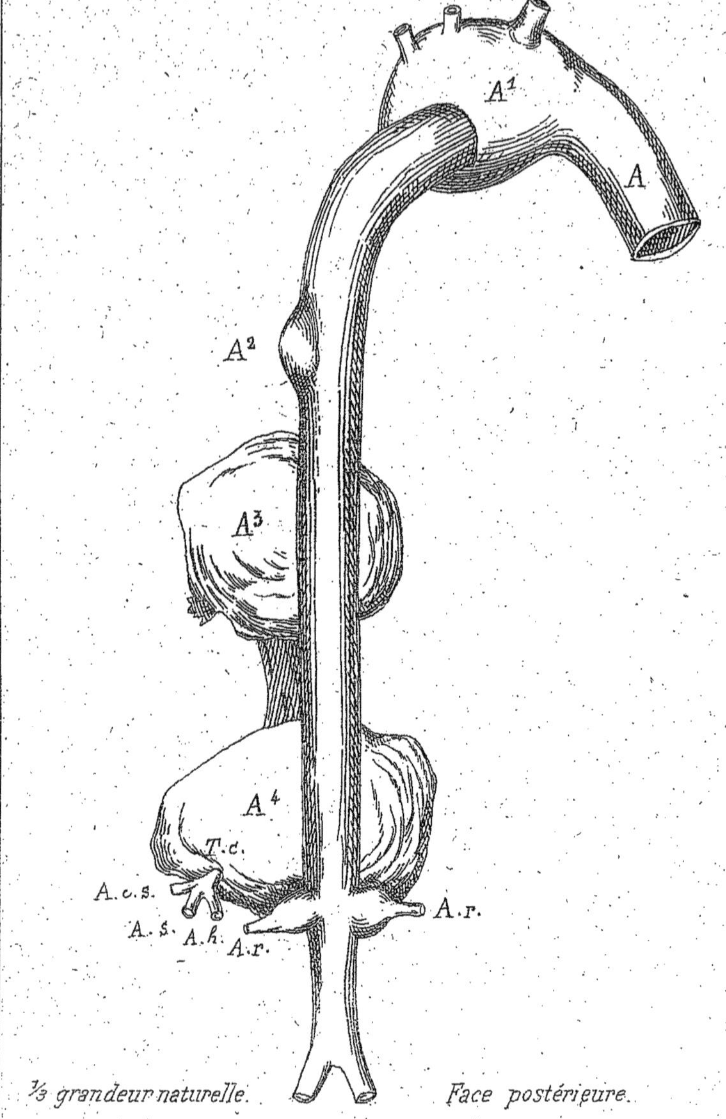

1/3 grandeur naturelle. *Face postérieure.*

A – *Aorte ascendante dilatée* – A¹ – *Anévrysme de la crosse* – A² – *Ampoule anévrysmale* – A³ – *Anévrysme sacciforme thoracique* – A⁴ – *Anévrysme sacciforme épigastrique* – A.r – *Artère rénale* – A.h – *Artère hépatique* – A.c.s. – *Artère coronaire stomachique* – T.c – *Tronc céliaque.*

IMP. CAILLET RUE JACOB 45 PARIS.

H. Barberet, *del.*

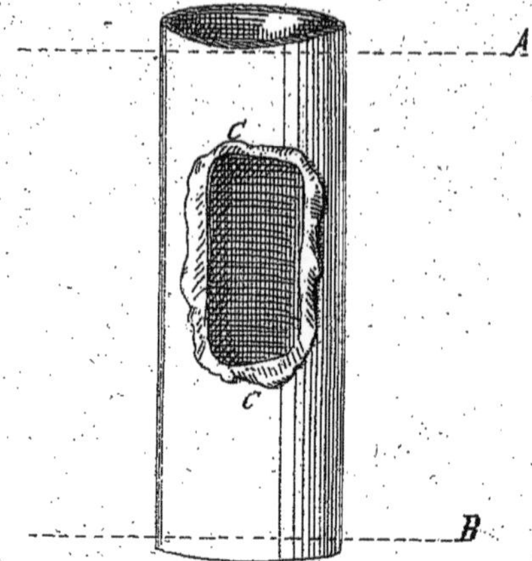

Fig. 1 *Fenêtre ovale avec bourrelet périphérique établissant la communication entre l'anévrysme et l'aorte.*

A *Limite supérieure de la tumeur.*
B *Limite inférieure*
C *Bourrelet saillant par lequel la tumeur s'implantait sur l'Aorte.*

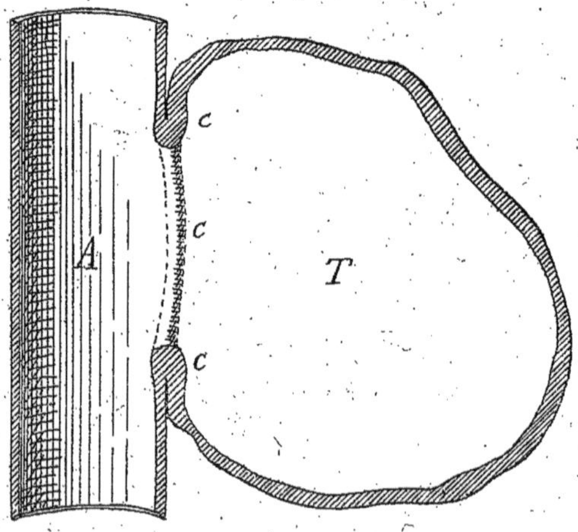

Fig. 2 *Section verticale montrant la communication entre la tumeur Anévrysmale (T) et l'Aorte. (A)*

C *Bourrelet entourant la fenêtre.*

IMP. CAILLET R. JACOB 46 PARIS. H. Barberet del.

aussi sa part dans le développement de ces tumeurs. Dans l'anévrysme thoracique, en effet, existaient probablement les artères diaphragmatiques supérieures et œsophagiennes; au niveau de la poche abdominale nous avons trouvé le tronc cœliaque et la mésentérique supérieure. C'est ainsi que les artères rénales formaient à leur origine une dilatation en entonnoir, d'où seraient peut-être résultés à la longue un ou deux anévrysmes.

La disposition symétrique des tumeurs que nous avons signalée précédemment, a bien son importance. Nous voyons, en effet, un syphiliographe distingué, M. Lancereaux, insister à propos de l'artérite cérébrale syphilitique sur le manque de diffusion de l'endo-artérite et sur sa tendance remarquable à la symétrie.

Conclusions. — La syphilis artérielle aboutissant à des anévrysmes se manifesterait donc sous deux formes bien distinctes, il ne s'agit, bien entendu, que de l'artérite chronique :

1° La sclérose artérielle localisée, produisant un retrécissement, et par suite, en amont de celui-ci, un anévrysme développé aux dépens de tout le calibre du vaisseau;

2° L'artérite en plaques, produisant un anévrysme sacciforme développé aux dépens d'une section limitée de la paroi artérielle. Rappelons enfin que, dans les deux observations rapportées, ces anévrysmes se trouvent sur le même côté latéral de l'aorte.

FIN.

Imprimerie de J. Dumaine, rue Christine, 2.

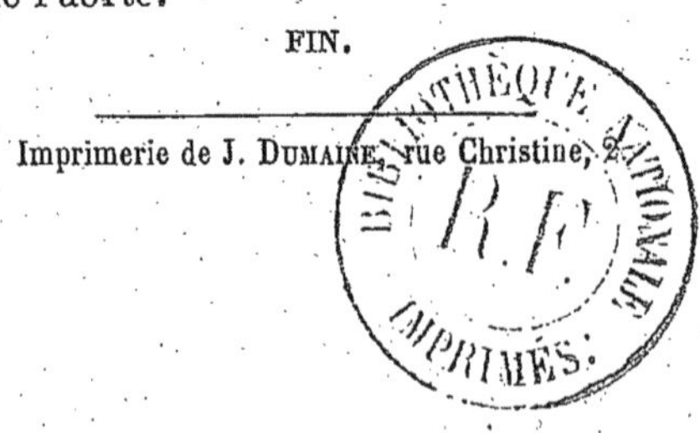

Paris. — Imprimerie de J. Dumaine, rue Christine, 2.

www.ingramcontent.com/pod-product-compliance
Ingram Content Group UK Ltd.
Pitfield, Milton Keynes, MK11 3LW, UK
UKHW020535230726
13925UKWH00005B/2298

9 782016 178720